Te $\frac{34}{289}$

I0000087

AVIS AU PEUPLE

RELATIVEMENT

A L'ÉPIDÉMIE ACTUELLE

DE CHOLÉRA

PAR LE Dr MORLOT

Médecin des Hospices et Prisons, chef des Travaux anatomiques de l'Ecole préparatoire
de Médecine et de Pharmacie de Dijon.

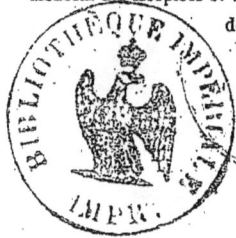

*Principiis obsta ; sero medicina paratur
Quum mala per longas invaluere moras.*

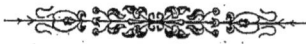

DIJON

PRESSES MÉCANIQUES DE LOIREAU-FEUCHOT

Place Saint-Jean, 1 et 3.

1854

Te 289
34

Mon intention, en publiant cet Avis au peuple relativement à l'épidémie actuelle du choléra, n'est pas de lui apprendre la pathologie de cette affection. Ce n'est pas davantage pour lui enseigner à se soigner lui-même; mais mon but est d'employer un repos forcé pour l'utilité des malades, en cherchant à leur inculquer que c'est de bonne heure qu'il faut aujourd'hui recourir aux soins de la médecine. Car, dans le traitement du choléra, toute la question est d'arriver assez tôt. Or les populations, prévenues sous ce rapport, pourront singulièrement aider le médecin dans sa mission, en l'appelant le plus tôt possible.

AVIS AU PEUPLE

RELATIVEMENT

A L'ÉPIDÉMIE ACTUELLE DE CHOLÉRA.

Nous entendons tous les jours, même les hommes ap-
partenant aux classes éclairées, nous répéter : On ne con-
naît pas encore le choléra. Que signifie cette réflexion ?
Veut-on dire par là qu'on ignore la série de symptômes
qui constituent cette maladie? Mais qu'on ouvre les traités
écrits sur la matière en 1832 et en 1849, et l'on se con-
vaincra bientôt qu'aucune affection n'est ni mieux ni plus
complétement décrite.

Veut-on dire par là qu'on n'en sait pas la cause? mais
les analogies pathologiques et la ressemblance du choléra
en particulier avec les fièvres intermittentes pernicieuses
ont amené cette conviction : c'est que le choléra est déter-
miné par un miasme répandu dans l'atmosphère.

Veut-on dire qu'on ignore la nature de ce miasme? Oh!
certainement : mais n'en est-il pas de même pour le miasme
des marais, pour la nature de la cause première de toutes
les maladies? Sous ce rapport il en est du choléra, pour
nous, ni plus ni moins que de toutes les autres affections
que nous voyons tous les jours? Et nous nous passons par-
faitement de cette connaissance, comme les physiciens,
comme les chimistes se passent de la connaissance de la
nature, de l'attraction et de l'affinité.

Il n'y a point de remède contre le choléra, répète-t-on encore. Oui et non.

Oui, c'est vrai, il n'y a point de remède contre le choléra, si par là on entend un spécifique qui, aussitôt après son introduction dans l'économie, détruise la maladie. Mais avons-nous des spécifiques de ce genre contre la fluxion de poitrine, contre la rougeole, contre la variole, contre la fièvre typhoïde, etc.? et ces maladies sont-elles pour cela sans traitement? Abandonne-t-on les malades qui en sont atteints aux seules forces de la nature? Ne les traite-t-on pas, et souvent très-heureusement? Où puise-t-on les moyens d'obtenir ces résultats? N'est-ce pas dans l'étude de la maladie des organes qu'elle attaque, de la marche qu'elle suit, etc? et pourquoi ne ferait-on pas de même pour le choléra? Je dis plus : de cette étude il ressortira contre cette terrible affection un traitement qui aura une puissance plus grande que celle possédée par la médecine contre toute autre maladie. Ainsi donc, si nous n'avons pas un remède, nous avons un traitement. En ce sens, ces mots : nous n'avons pas de remède, manquent de justesse.

Et combien donc la médecine, croyez-vous, possède de spécifiques? Quand vous aurez cité le mercure, l'iodure de potassium, le fer et la quinine, combien en restera-t-il? Et puis à quoi servirait la quinine au médecin s'il laissait arriver l'accès pernicieux qui doit tuer?

Ainsi donc, c'est dans l'étude du choléra, c'est-à-dire dans l'observation de sa durée, des organes sur lesquels son action se porte spécialement, de sa marche, des phases par lesquelles il passe pour accomplir son évolution; c'est dans le souvenir des phénomènes physiologiques qui s'accomplissent pour rejeter hors de l'organisation les substances nuisibles, que nous trouverons des ressources pour en guérir les malades. Peut-être que, dans un avenir plus ou moins éloigné, cet enchaînement mystérieux de causes inconnues qu'on appelle le hasard nous donnera un spécifique. Mais, dans cette attente, il faut procéder avec le choléra comme avec presque toutes les autres maladies, et nous allons voir que nous ne sommes pas désarmés.

Il existe un grand principe en médecine comme en morale, principe dont l'application est toujours de rigueur toutes les fois qu'une maladie est sérieuse de sa nature : c'est celui de s'opposer à la marche dès ses débuts, *principiis obsta*. C'est ici plus que jamais le cas de l'appliquer; car de son application dépend la vie ou la mort du malade; et, comme les débuts du choléra sont insidieux, c'est sur eux qu'il faut appeler spécialement l'attention des populations.

Pour moi, le choléra ne commence pas à la période phlegmorrhagique, quand surviennent les selles et les vomissements, les crampes et le refroidissement, pas plus que la méningite ne commence aux accidents convulsifs et comateux, pas plus que le croup ne commence avec l'asphyxie de l'enfant. La phlegmorrhagie, la cyanose et l'asphyxie ne sont que les dernières phases d'une maladie qui, à quelques exceptions près, date de plusieurs jours. Je dis à quelques exceptions près ; car il peut arriver que certains soient quelquefois saturés rapidement par le miasme et rapidement foudroyés. Je déclare pourtant n'en avoir pas rencontré un seul dans l'épidémie actuelle, et je pense que, si les malades qui sont dits s'être trouvés dans ce cas avaient été sévèrement observés, le nombre en serait bien restreint. *Ainsi donc je pense que, règle commune, on n'est jamais frappé à l'improviste, et qu'on a toujours du temps devant soi pour se mettre en garde contre les accidents.*

Voici ce qu'on observe parmi les populations soumises au fléau : un certain nombre de personnes n'en ressentent aucune influence ; beaucoup éprouvent les phénomènes suivants, phénomènes qui commencent le plus ordinairement d'une manière insensible, et quelquefois brusquement par un vertige accompagné de mal de cœur :

Période prodromique.

Faiblesse inaccoutumée ; courbature dans les membres ; peau animée ; sueur au moindre mouvement ; langue blanche, large, et la bouche sèche de temps en temps, bien qu'il n'y ait aucune amertume ; encore de l'appétit ; les aliments sont trouvés bons, mais l'estomac les digère mal, avec difficulté et douleur ; des borborygmes dans le ventre et surtout la nuit ; de la tension au creux de l'estomac avec une douleur sourde ; du resserrement à la partie inférieure de la poitrine ; de la douleur entre les deux épaules, et souvent entre les deux yeux ; le pouls reste d'une tranquillité parfaite. Cette série de phénomènes, qui constituent l'embarras gastrique le mieux caractérisé, est pour moi la période prodromique, ou cette phase dans laquelle le mal, introduit dans l'organisation, détermine les premiers phénomènes maladifs, avant-coureurs d'accidents plus sérieux. De toutes les personnes qui ressentiront ces premières manifestations, très-peu, heureusement, en éprouveront de plus graves, surtout si elles se soignent convenablement.

Période sudorale ou diarrhéique.

Un certain nombre de celles qui se sont mal soignées ou qui se sont négligées complétement passent à la deuxième période, que je nommerai période sudorale ou diarrhéique, parce qu'ici les sueurs de jour et surtout de nuit sont spontanées, et que la diarrhée ne tarde pas à paraître. On a donné le nom de suette à cette phase de la maladie. Cette dénomination, qui ne me semble pas juste, avait pourtant l'avantage de n'effrayer personne.

Dans cette période, tous les accidents de la précédente persistent en s'aggravant. Ainsi, douleur de tête plus forte, tension plus pénible du creux de l'estomac, difficulté et presque impossibilité de digérer ; des borborygmes continuels et surtout à l'entrée de la nuit ; des sueurs plus ou moins abondantes, sans éruption miliaire, le jour, et surtout quand le malade est au lit ; des envies de vomir et une diarrhée cessant par intervalle ou durant continuellement. Quand la diarrhée est abondante, ou quand elle a duré plusieurs jours, le visage devient d'une pâleur remarquable et le bout de la langue froid comme un glaçon. Arrivés à cet état, les malades sont menacés d'accidents plus graves et qui se manifesteront bientôt. Néanmoins, bon nombre de personnes parvenues à cette seconde phase de la maladie ne passeront pas à la suivante ; on peut même affirmer qu'elles n'y parviendront pas si elles sont convenablement soignées. Le pouls, dans cette seconde période, continue à rester d'une tranquillité parfaite, et les malades à ne pas se croire sérieusement attaqués.

Période phlegmorrhagique.

Que la maladie continue sa marche, et nous arrivons à
la période phlegmorrhagique, c'est-à-dire à cette période
où surviennent le plus ordinairement, avec un violent
vertige, diarrhée séreuse et riziforme, vomissements séreux et inodores, crampes plus ou moins violentes, refroidissement d'abord partiel, puis général; affaiblissement
du pouls, altération des traits et de la voix, dépression des
yeux dans la tête, qui s'entourent d'un cercle bleuâtre;
changement de couleur de la sclérotique, qui prend une
teinte terreuse ou rouge; suppression des urines, une soif
ardente que rien ne peut étancher, et une agitation qui
pousse le malade à se retourner sur son lit de douleur et à
rejeter les couvertures. A cette période succède bientôt la
quatrième, qui est celle de cyanose et d'asphyxie et qui
ne laisse, en général, que peu d'espoir de sauver les mal-
heureux arrivés là.

Période de cyanose et d'asphyxie.

Dans cette période, les accidents prennent une effrayante
gravité : le corps tend à se squelettiser par les déperditions
considérables de sérosité qu'il a faites; la peau froide devient livide et visqueuse comme celle d'une grenouille ou
d'un noyé; la contractilité du tissu est abolie, de manière
que les plis qu'on y fait ne s'effacent point; la figure et les
mains deviennent osseuses; la voix se perd et l'intelligence
reste toujours; le pouls, devenu petit et fréquent dans la
période précédente, se perd tout-à-fait; la respiration se fait,

mais ses phénomènes physiques ne s'accomplissent plus ; quelquefois le malade tombe dans l'insensibilité et meurt.

Cependant, même dans cette période et mieux encore dans la précédente, la chaleur revient quelquefois ; les vomissements et les selles s'arrêtent ; la réaction est commencée. Mais, comme tout malade qui en est arrivé là s'est confié à un médecin, nous ne décrirons pas les phénomènes de la réaction ; c'est au praticien qui a eu le bonheur de l'obtenir qu'il appartient de la diriger ; puis on atteint la convalescence, qui demande des soins et se prolonge quelquefois longtemps.

Une première question à se faire est celle-ci : les différentes phases que nous venons de décrire comme constituant une seule et unique maladie ne forment-elles, en effet, qu'une même affection, ou plutôt sont-ce plusieurs maladies confondant leur malignité pour faire souffrir à l'humanité des pertes plus cruelles ?

Il faut d'abord remarquer qu'il est contraire à toutes les notions de la pathologie de voir deux maladies régner épidémiquement avec la même intensité sur une même population ; et, ce qui est encore plus contraire à toutes les notions pathologiques, c'est que la scène commence par une maladie et se termine par une autre ; comme si la variole se terminait par la scarlatine, la fièvre typhoïde par la rougeole. Les maladies sont unes, à partir de leur début jusqu'à leur terminaison. Leur évolution se fait dans un certain nombre de jours et passe ordinairement par plusieurs phases pour arriver à leur terminaison, comme les plantes prennent pour mûrir une ou plusieurs saisons de l'année et passent par différents états avant de parvenir à leur maturité ; mais le jour où la plante commence à germer, elle est elle-même comme le jour où elle s'affaisse par la maturité. La tige de blé du printemps donne-t-elle un épis de seigle en été? De même, une maladie qui a une nature nette et déterminée à sa terminaison était la même en germe à la période prodromique, la même dans toutes les phases de son développement, que ces phases aient entre elles une gravité proportionnelle, ou que le danger de la fin soit inattendu, vu la bénignité des débuts.

Maintenant qu'on donne à certaines phases de la maladie une dénomination empruntée à une autre maladie, pour rassurer les populations, soit; mais il faut s'entendre et bien prendre garde que le défaut de justesse d'expression n'ait pas de conséquences fâcheuses pour le traitement.

Du reste, en médecine, nous trouvons, sous le rapport de la bénignité des débuts et de la gravité de la terminaison, des analogues avec le choléra. Les fièvres pernicieuses ne présentent-elles pas quelquefois des débuts aussi bénins, aussi insidieux que le fléau indien, pour se terminer comme lui par un accès violent qui emporte le malade en quelques heures? J'ai conservé dans mes notes l'histoire d'un terrassier arrivé à l'hôpital de Dijon, et venant de Drambon, où il travaillait à creuser un canal dans une prairie marécageuse. Ce terrassier n'offrait que les symptômes d'un embarras gastrique, avec la faiblesse et la pâleur des personnes qui ont été pendant quelque temps sous l'influence du miasme des marais. On ne lui faisait aucun traitement; on se contentait de l'observer, et on attendait les événements pour se décider à prendre un parti. Or, il advint qu'un matin, à cinq heures, après huit jours de séjour dans l'hospice, il fut pris de fièvre pernicieuse convulsive, à forme épileptique. Il eut deux accès subintrants, c'est-à-dire que le second recommençait avant que le premier ne fût fini, et le malade fut enlevé en trente-six heures. Le choléra se gouverne-t-il autrement? Nous allons le voir dans le fait suivant, qui fera le pendant de celui que nous venons de raconter.

Un des hommes qui portent le brancard de l'hôpital, sur lequel on va chercher les malades, éprouvait depuis quelques jours des dérangements dans sa santé. La diarrhée s'était déjà montrée; il en parle à M. Perrotte, interne très-intelligent et très-zélé du service des cholériques. « Il « faut vous soigner, lui dit celui-ci, il est temps, sans quoi « vous courez des dangers. — Au bout le bout, lui répond « cet homme, autant mourir du choléra que d'une autre « maladie. — Alors comme vous voudrez, lui dit l'interne, « mon devoir est de vous prévenir : je l'ai fait, vous ne « m'écoutez pas; mais, mon gaillard, d'ici à quatre ou cinq « jours vous serez enlevé, tandis qu'en vous soignant « vous n'aurez rien à craindre. » Cet homme fut sourd à cet avertissement.

Trois jours après, M. Perrotte était appelé à dix heures du soir auprès du lit du porteur éprouvant les accidents précurseurs de la période phlegmorrhagique. Il lui calme les symptômes les plus inquiétants et lui ordonne de rester dans son lit pour y subir un traitement plus complet. Le lendemain, à cinq heures du matin, le malade indocile était levé et vaquait à ses occupations ordinaires. Mais le soir même il était pris des accidents les plus graves, et mort le surlendemain. Ici, comme dans la fièvre pernicieuse, le choléra existait quand le malade ne se croyait pas atteint sérieusement; quand il succombait aux dernières périodes de la maladie, c'était toujours la même affection parvenue à son terme.

De toute cette discussion je conclus que dans l'épidémie

actuelle il n'y a qu'une maladie, et que cette maladie c'est le choléra.

Ce que je dis ici n'est pas dans l'intention d'effrayer les populations, mais bien de les prévenir du danger ainsi que du moment où il convient d'agir pour se prémunir contre les malheurs. Une sage inquiétude, avec une surveillance scrupuleuse de sa santé, vaut mieux, à mon avis, qu'une sécurité insensée qui n'écoute pas les avertissements donnés par un symptôme même léger et permet au danger d'arriver sans qu'on n'ait rien fait pour l'écarter. La peur ne fait pas mourir, l'insouciance est toujours funeste. Quel est donc le procédé qui vaut le mieux? de celui qui laisse les populations dans les ténèbres qui les effraient, ou de celui qui les éclaire pour les rassurer?

Maintenant que faut-il faire et dans quel moment est-il urgent d'agir? Et d'abord faut-il donner du laudanum aussitôt qu'apparaissent les premiers troubles digestifs? Faut-il l'administrer dans la période de diarrhée et le continuer jusqu'à la fin? Je commence par déclarer que je le regarde, avec Sydenham, comme un moyen précieux, héroïque, mais qu'il faut choisir le moment de l'administrer, et surtout y mettre de la discrétion.

Il ne faut pas perdre de vue que nous avons affaire à un poison qui s'insinue dans l'organisme et qui, comme une vipère, prend la vie corps à corps pour la détruire.

Si vous donnez tout d'abord le laudanum, vous calmez les accidents, puis ils reparaissent à la seconde période. Si vous le donnez encore, vous assoupissez le mal, vous en retardez l'explosion; mais elle se fait un peu plus tard avec plus d'énergie et emporte le malade avec une violence telle, qu'aucune réaction, aucune lutte de la vie ne vient lui disputer la victime.

Je ne crois pas que cette pratique soit rationnelle.

Les expériences physiologiques de M. Bernard n'ont-elles pas démontré que les substances toxiques ne s'assimilent pas, mais qu'elles s'éliminent par les sécrétions? N'ont-elles pas en outre démontré que les médicaments évacuants favorisent cette expulsion?

A priori, il résulte de là que la médecine évacuante devra être utile pour amoindrir la cause de la maladie.

Si nous considérons, d'un autre côté, que les symptômes de la première et de la seconde période sont ceux d'un embarras gastrique et intestinal, nous y trouverons encore l'indication des vomitifs et des purgatifs.

Ainsi donc on peut faire vomir hardiment. On emploie pour cela un gramme de poudre d'ipécacuanha et cinq centigrammes d'émétique. Après les évacuations plus ou moins abondantes, provoquées par le remède, voici un phénomène qu'on observe presque constamment, c'est une vive réaction avec élévation du pouls et sueurs abondantes. Or, cette réaction indique que la vie, jusque-là indifférente aux événements, commence à se défendre. On la soutiendra avec des boissons aromatiques chaudes, en faisant tenir le malade au lit et en l'enveloppant de couvertures. L'abondance et la durée des sueurs m'ont toujours paru très-utiles aux malades. Car, comme les évacuations, elles doivent contribuer à l'élimination du mal; si le ventre était devenu trop douloureux par l'usage du remède, ou si les évacuations devenaient séreuses, c'est-à-dire spoliatrices, on peut alors employer une potion laudanisée, qui a encore l'avantage de favoriser les sueurs. Tout malade traité de la sorte, je ne crains pas de l'avancer, et bien d'autres médecins l'ont dit avant moi, ne passera pas aux périodes suivantes. Dès le lendemain vous leur trou-

vez une meilleure figure, et leur affection sera convertie
en une maladie de langueur qui peut durer plusieurs semaines, ennuyeuse, si vous voulez, mais exempte de tout
danger. N'est-ce pas là un magnifique résultat? Du reste,
c'est ainsi que je me suis soigné moi-même, c'est ainsi
que j'ai soigné ma famille et mes clients, et je n'ai pas eu
lieu de m'en repentir.

Aujourd'hui 25 août, que j'écris ces lignes, je trouve
les mêmes idées reproduites dans l'*Union médicale*. C'est
M. Rouhier, de Grancey-le-Château; c'est M. Morisseau,
médecin de l'hôpital de la Flèche, qui proclament la né-
cessité d'attaquer le choléra de bonne heure et qui annon-
cent les succès qui attendent cette pratique. C'est M. de
Piétra-Santa, médecin de la prison des Madelonettes, qui,
en agissant ainsi et en employant la poudre d'ipéca, déclare que, sur 365 personnes frappées par l'épidémie, il a
empêché le développement de la maladie de manière à
n'avoir que dix cholériques gravement atteints; encore en
a-t-il guéri six, de telle sorte qu'il n'a eu que quatre dé-
cès. Y a-t-il une maladie grave où la médecine obtienne
de plus beaux succès? Je doute fort qu'en publiant ces faits
on effraie quelqu'un.

Que les malades recourent donc de bonne heure au médecin. Que les pauvres arrivent promptement à l'hôpital,
je les en adjure. Beaucoup d'entre eux me connaissent;
ils savent que je ne leur veux pas de mal. Qu'ils sachent
donc que la mortalité qu'on observe dans cet établisse-
ment, où les soins les plus empressés et les plus affectueux
leur sont prodigués, tient à eux-mêmes; car, redoutant d'y
entrer, ils ne s'y laissent apporter que quand la mort les a
déjà saisis.

Le succès, en effet, commence à devenir douteux quand

on a laissé arriver la période phlegmorrhagique ; il l'est bien davantage quand apparaît la cyanose, traînant trop souvent après elle l'asphyxie et la mort. Dans cette période de diarrhée blanche, de vomissements séreux, de crampes, les vomitifs m'ont encore rendu de grands services comme modificateurs de la sécrétion gastro - intestinale, comme favorisant le rétablissement de la chaleur, c'est-à-dire le retour de la maladie à la période précédente. A ce moyen j'ai joint les infusions aromatiques additionnées de liqueurs alcooliques, les potions laudanisées suivant la formule de M. Briquet, mais en ne les continuant pas trop longtemps, dans la crainte des congestions cérébrales ; les stimulants extérieurs et les cruchons d'eau chaude. La strichnine, employée à l'hôpital, n'a pas donné les résultats avantageux que des praticiens recommandables en ont retirés dans d'autres localités.

Quand les dernières phases de la maladie sont arrivées, le médecin se trouve en présence du choléra comme il le serait en présence d'un accès pernicieux de fièvre intermittente, c'est-à-dire qu'il fait tout ce qu'il peut pour soutenir la vie. Il y parvient quelquefois, mais malheureusement trop rarement. « Il soigne toujours ses malades, comme dit M. Briquet, mais Dieu ne guérit plus. » Du reste, mon but dans cet opuscule n'est pas d'exposer en détail ce qu'on fait dans cette période.

J'arrive à la fin de ma tâche ; je tiens à dire que les idées que je viens d'exposer ne sont ni nouvelles ni particulières à un médecin ; émises en 1832, reprises en 1849, elles sont embrassées avec plus de force cette année. De toutes les parties de la France s'élève un cri qui vient aboutir à la presse médicale parisienne pour les proclamer. En voici le résumé :

1° Dans l'épidémie actuelle il n'y a qu'une maladie, et cette maladie c'est le choléra.

2° Le choléra a différentes périodes, les unes très-bénignes, et les autres d'une gravité très-redoutable.

3° Les périodes bénignes commencent la maladie et durent plusieurs jours, quelquefois plusieurs semaines.

4° C'est quand la maladie est encore bénigne qu'il est urgent de l'attaquer.

5° Les malades soignés à cette époque évitent les périodes finales.

6° Leur affection se convertit en une maladie de langueur qui dure plusieurs semaines et qui est exempte de danger.

Ces résultats s'obtiennent :

Dans la période prodromique, avec les purgatifs ;

Dans la période de diarrhée, avec les vomitifs, quelquefois suivis d'un purgatif, et avec les transpirations provoquées et entretenues par différents moyens.

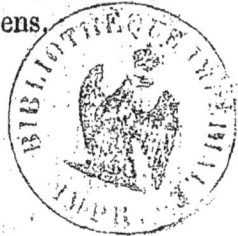

www.ingramcontent.com/pod-product-compliance
Lightning Source LLC
Chambersburg PA
CBHW050356210326
41520CB00020B/6344